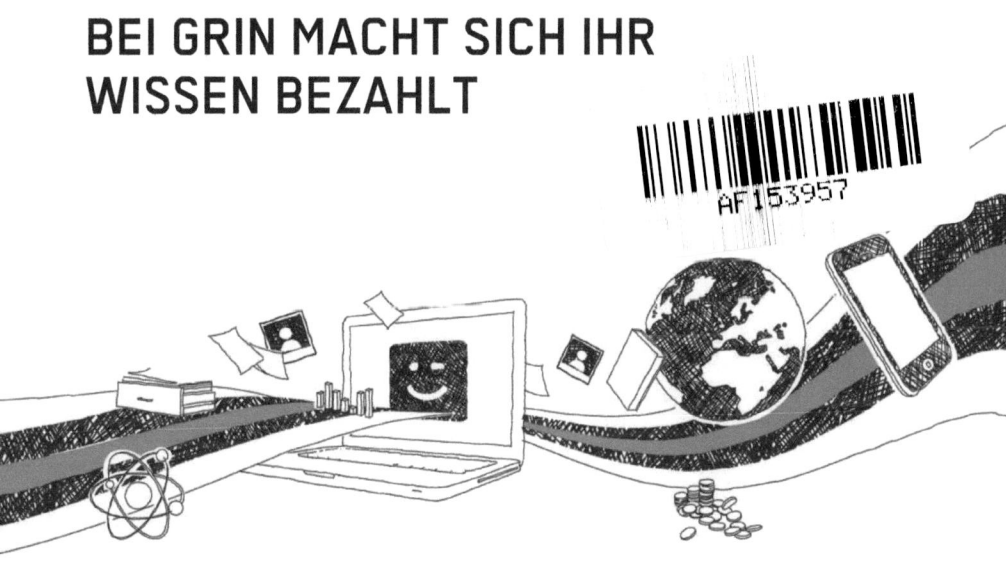
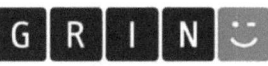

Peer-Viktimisierung und Soziale Phobien bei Kindern und Jugendlichen. Inwiefern beeinflussen Sie sich gegenseitig?

GRIN ☺

Bibliografische Information der Deutschen Nationalbibliothek:

Die Deutsche Nationalbibliothek verzeichnet diese Publikation in der Deutschen Nationalbibliografie; detaillierte bibliografische Daten sind im Internet über http://dnb.d-nb.de abrufbar.

ISBN: 9783346384942
Dieses Buch ist auch als E-Book erhältlich.

© GRIN Publishing GmbH
Nymphenburger Straße 86
80636 München

Druck und Bindung: Books on Demand GmbH, Norderstedt Germany
Gedruckt auf säurefreiem Papier aus verantwortungsvollen Quellen

Das vorliegende Werk wurde sorgfältig erarbeitet. Dennoch übernehmen Autoren und Verlag für die Richtigkeit von Angaben, Hinweisen, Links und Ratschlägen sowie eventuelle Druckfehler keine Haftung.

Das Buch bei GRIN: https://www.grin.com/document/1005486

Der Zusammenhang von Peer-Viktimisierung und sozialen Phobien bei Kindern und Jugendlichen

.

Inhaltsverzeichnis

1 – Einleitung

Zugehörigkeit ist ein menschliches Grundbedürfnis. Sie gibt uns das Gefühl von Sicherheit und wurde schon in der Steinzeit von Menschen zur Sicherung des Überlebens genutzt (Beißert & Gutzwiller-Helfenfinger, 2019). Soziale Beziehungen mit Gleichaltrigen ermöglichen Kindern und Jugendlichen besonders wichtige soziale Erfahrungen, die in Beziehungen mit Erwachsenen nicht möglich sind (Beißert et al., 2019). Doch was ist, wenn diese Beziehungen nicht vorhanden sind? Was passiert mit Kindern und Jugendlichen, die von Gleichaltrigen regelmäßig ausgegrenzt werden oder selbst nicht in der Lage sind, positive Peer-Beziehungen zu pflegen?

Die soziale Phobie ist eine der häufigsten Formen der Angststörungen, die im Kindes- und Jugendalter auftreten, und kann weitreichende negative Folgen für die Betroffenen mit sich bringen. Sie macht es den Betroffenen oft kaum möglich, mit anderen Menschen zu interagieren und soziale Beziehungen aufzubauen und zu pflegen. Wie beeinflussen diese Schwierigkeiten in der sozialen Interaktion die psychosoziale Entwicklung und den hierarchischen Status in Peer-Beziehungen betroffener Kinder und Jugendlicher?

In dieser Arbeit wird die soziale Phobie in ihrem Zusammenhang mit der Peer-Viktimisierung und deren Folgen im Hinblick auf die Frage *„Inwiefern beeinflussen sich soziale Phobien und Peer-Viktimisierung bei Kindern und Jugendlichen gegenseitig?"* betrachtet.

Die Arbeit beginnt mit einer Klärung des Begriffs der Peer-Viktimisierung und den Auswirkungen, die diese möglicherweise im Kindes- und Jugendalter haben kann. Im weiteren Verlauf der Arbeit wird der Begriff der sozialen Phobie geklärt und spezifische Faktoren, die zur Aufrechterhaltung sozialer Phobien beitragen anhand eines Modells erklärt. Außerdem werden die Auswirkungen, die diese Angststörungen bei Kindern und Jugendlichen mit sich bringen können, aufgeführt.

Anschließend führt die Arbeit die beiden Begriffe zusammen und untersucht die gegenseitige Beeinflussung näher. Mithilfe einer abschließenden Schlussbetrachtung und einem inbegriffenen Fazit wird die Fragestellung erneut aufgegriffen und fundiert beantwortet.

2 – Peer-Viktimisierung

In den folgenden Abschnitten werden der Begriff der Peer-Viktimisierung und die möglichen Auswirkungen regelmäßiger Erfahrung von Peer-Viktimisierung bei Kindern und Jugendlichen näher beleuchtet.

2.1 – Begriffsbestimmung Peer-Viktimisierung

Peer-Viktimisierung, oft auch als „Mobbing" oder „Ausgrenzung" bezeichnet, beschreibt die Viktimisierung einer Person oder einer Personengruppe durch andere, gleichaltrige Personen. Peer-Viktimisierung kann sowohl in offenen Formen – beispielsweise durch das Zufügen körperlicher Schädigung – als auch in verdeckten Formen – beispielweise durch Ablehnung, Rufschädigung oder Ausschluss einer Person – auftreten (Newman Kingery, Erdly, Marshall, Whitaker & Reuter, 2010), wobei indirekte Formen häufiger auftreten als direkte Formen. Beißert & Gutzwiller-Helfenfinger (2019) erwähnen zudem sogenannte relationale Formen von Peer-Viktimisierung, welche insbesondere auf die Schädigung der Beziehungen der viktimisierten Personen abzielen. Als zentrales Merkmal für die Unterscheidung von Peer-Viktimisierung und Konflikten führen sie ein bestehendes Machtungleichgewicht zwischen viktimisierenden und viktimisierten Personen an (Beißert et al., 2019). Besonders häufig findet Peer-Viktimisierung im Kontext der Schule statt. Dort lernen Kinder und Jugendliche in einem „hierarchischen Gefüge" (Beißert et al., 2019, S.2), welches im Gegensatz zu den Beziehungen zwischen Schüler*innen und Lehrer*innen auf Gleichwertigkeit basiert (Beißert et al., 2019).

2.2 – Mögliche Auswirkungen von Peer-Viktimisierung bei Kindern und Jugendlichen

Soziale Zugehörigkeit stellt für Menschen „einen wichtigen Aspekt für Wohlbefinden und Gesundheit" (Beißert et al., 2019, S.1) dar. Ist diese Zugehörigkeit nicht gegeben und werden Kinder und Jugendliche wiederholt von Gleichaltrigen zurückgewiesen, kann das sowohl kurz- als auch langfristige negative Folgen für die psychische und geistige Gesundheit dieser Personengruppe nach sich ziehen (Beißert et al., 2019). Newman Kingery, Erdley, Marshall, Whitaker und Reuter (2010) beziehen soziale Beziehungen auf die Befriedigung zwischenmenschlicher Bedürfnisse. Ein Ausbleiben dieser Befriedigung führt zu Gefühlen von Einsamkeit, Unsicherheit und Angst. Sie weisen außerdem auf den signifikanten Einfluss von Peer-Erfahrungen wie Akzeptanz, Freundschaften, Zurückweisung oder Viktimisierung auf das Risiko für Einsamkeit und Depression bei Jugendlichen hin (Newman Kingery et al., 2019). Als womöglich häufigste direkte Folge von Peer-Viktimisierung lässt sich hier der soziale Rückzug der Kinder und Jugendlichen innerhalb der Peer-Group nennen (Newman Kingery et al., 2010). Auch bereits bestehende psychische Probleme können durch Ausgrenzung von Peer-Groups verstärkt werden (Newman Kingery et al., 2010).

Betroffene befinden sich nicht selten in einem Zustand, der dem eines Teufelskreises nahekommt. Peer-Viktimisierung führt häufig zu sozialem Rückzug und zur Entwicklung von Defiziten in der Bildung und Pflege sozialer Beziehungen (Dempsey & Storch, 2008). Diese Beziehungen könnten hilfreich im Umgang mit Peer-Viktimisierung sein, ihr Fehlen hingegen erhöht das Risiko, von Gleichaltrigen abgelehnt und ausgegrenzt zu werden. Dies wird auch durch Beißert & Gutzwiller-Helfenfinger (2019) bestätigt, die Ausgrenzung und Isolation nicht nur als Teil von Peer-Viktimisierung, sondern auch als häufige Folge dieser nennen. Diesen Teufelskreis zu durchbrechen, stellt für Kinder und Jugendliche eine enorme Herausforderung dar, deren Bewältigung ihnen oft nicht oder nur schwer möglich ist.

Die Studie „Relational Victimization" (2008) von Dempsey und Storch hat sich mit dem Zusammenhang von relationaler Peer-Viktimisierung im Jugendalter und späteren Symptomen von Depression, Einsamkeit und sozialen Ängsten im frühen Erwachsenenalter beschäftigt und geht somit auch auf langfristige Folgen von Peer-Viktimisierung ein. Die Ergebnisse dieser Studie zeigen, dass wiederholte relationale Viktimisierung im Jugendalter mit depressiven Symptomen, Angst vor negativer Beurteilung durch andere und zunehmendem Vermeidungsverhalten von Situationen, die mit hoher Wahrscheinlichkeit Viktimisierung mit sich bringen können, zusammenhängen. Als Beispiele für solche langfristigen Folgen führen Beißert und Gutzwiller-Helfenfinger (2019) außerdem ein „erhöhtes Stressempfinden und Depressionsrisiko, größere Ängstlichkeit, schlechtere Leistungsfähigkeit oder verstärkte Aggressivität" (Beißert & Gutzwiller-Helfenfinger, 2019, S.1) an.

Soziale Beziehungen in der Kindheit und Jugend legen den Grundstein für die sozialen Beziehungen und die mentale Gesundheit im Erwachsenenalter (Bagwell, Newcomb, & Bukowski, 1998, zitiert nach Newman Kingery et al., 2010).

Die für diese Arbeit bedeutendste Folge von Peer-Viktimisierung ist sicherlich die Erhöhung eines Risikos für das Auftreten sozialer Phobien bei betroffenen Personen. (Newman Kingery et al., 2010). Auf diesen Punkt wird im späteren Verlauf der Arbeit näher eingegangen.

3 – Soziale Phobien bei Kindern und Jugendlichen

Im folgenden Teil dieser Arbeit werden der Begriff der sozialen Phobie, das kognitive Modell nach Clark & Wells (1995) und die Auswirkungen einer sozialen Angststörung näher betrachtet.

3.1 – Begriffsbestimmung soziale Phobie

Eine soziale Phobie (auch: soziale Angststörung) ist ein Subtyp der klinisch relevanten Angststörungen, bei der Betroffene große Angst vor sozialer Interaktion oder Situationen, in denen sie bewertet werden könnten, haben.

Die DSM-IV unterscheidet zwei verschiedene Formen der sozialen Phobie:
1) Die nicht-generalisierte soziale Phobie, bei der Betroffene nur in einigen konkreten sozialen Situationen unter Angstsymptomen leiden
2) Die generalisierte soziale Phobie, bei der Betroffene in nahezu allen sozialen Situationen unter Angstsymptomen leiden (DSM-5, 2013).

Soziale Phobien zeigen sich in zwei verschiedenen Symptombereichen. Zum einen äußern sie sich in der Angst vor fremden Personen. Bei betroffenen Kindern und Jugendlichen tritt diese Angst und folglich „ängstlich vermeidendes Verhalten […] so häufig und intensiv auf, dass sich schwer oder nur wenige soziale Beziehungen entwickeln können" (Lange, 2020, Folie 2). Dieser Symptombereich tritt häufig schon im frühen Kindesalter auf (Lange, 2020).

Der zweite Symptombereich bezieht sich auf die Angst vor Situationen, in denen Betroffene durch andere Menschen bewertet werden könnten. Sie haben Angst, sich vor anderen Menschen zu blamieren, „als schwach oder unzulänglich wahrgenommen zu werden" (Lange, 2020, Folie 2) oder sich nicht angemessen zu verhalten. Dieser Symptombereich festigt sich erst im späteren Alter (Lange, 2020).

Zentrales Merkmal für die Unterscheidung von Schüchternheit und klinisch relevanter sozialer Phobie sind Häufigkeit und Intensität der Ängste. Sind die Betroffenen durch die Ängste in ihrem familiären, schulischen und Freizeitaktivitäten stark eingeschränkt, überschreitet dies die Grenze von der Schüchternheit zur pathologischen Angst (Lange,2020).

Die Symptome einer sozialen Phobie äußern sich, wie andere Angstsymptome auch, auf drei verschiedenen Ebenen. Die erste Ebene ist die kognitive Ebene. Hier zeigen sich bei Betroffenen hauptsächlich negative Kognitionen, Gedanken an „Versagen, Blamage oder Peinlichkeit" (Stangier, Heidenreich, Peitz, 2009, S.6). Es bilden sich zwei Kernaspekte dieser Kognitionen heraus:

1) „Die Erwartung, mit eigenem Verhalten oder körperlichen Angstsymptomen die geltenden Bewertungsstandards nicht zu erfüllen" (Stangier et al., 2009, S.6)
2) Die Angst, „dass dies von anderen wahrgenommen und negativ bewertet wird" (Stangier et al., 2009, S.6)

Die zweite Ebene ist die der körperlichen Symptome. Besonders kennzeichnend für soziale Phobien sind auf dieser Ebene Symptome wie „Zittern, Schwitzen, Erröten" (Stangier et al., 2009, S.6), die von Betroffenen deutlich stärker wahrgenommen werden, als sie es objektiv betrachtet sind. Sozialphobiker befürchten, andere könnten diese Symptome bemerken und sie anhand dessen negativ bewerten (Stangier et al., 2009).

Auch auf der verhaltensbezogenen Ebene äußern sich die Symptome einer sozialen Phobie. Am häufigsten tritt hier Vermeidungs- und sogenanntes Sicherheitsverhalten auf, welches von Betroffenen zur Vermeidung der „vermeintlichen Blamage" (Stangier et al., 2009, S.8) genutzt wird.
Auslösende Situationen für die Symptome einer sozialen Phobie sind einerseits „Leistungssituationen" (Stangier et al., 2009, S.9), in denen betroffene Personen Leistungen erbringen und für diese bewertet werden könnten und „Interaktionssituationen" (Stangier et al., 2009, S.9), in denen sie mit anderen Personen interagieren müssen.

Übergreifend lässt sich sagen, dass Betroffene Angst vor sozialen Situationen haben und diese meiden oder mit hohem Stress verbinden, weil sie befürchten, Verhaltensweisen zu zeigen, die demütigend oder peinlich sein könnten (Mineka & Zinbarg, 2006). Viele Studien zeigen, dass soziale Phobien als Ergebnis einer direkten traumatischen Lernerfahrung entstehen können (Mineka & Zinberg, 2006). Diese Form der Angststörung kann jedoch auch schon durch das reine Beobachten eines anderen Menschen in einer Situation, in der dieser schlecht bewertet oder ausgelacht wird, entstehen (Mineka & Zinbarg, 2006). Soziales Lernen stellt daher einen wichtigen Aspekt bei der Entwicklung einer sozialen Phobie dar (Mineka & Zinbarg, 2006).

3.2 – Das kognitive Modell der sozialen Phobie nach Clark und Wells (1995)

Zur Entstehung und Aufrechterhaltung sozialer Phobien finden sich zahlreiche Theorien und Modelle. Eine recht ausführliche Erklärung der Faktoren, die soziale Ängste bei Betroffenen aufrechterhalten, bietet das kognitive Modell von Clark & Wells (1995). Laut diesem Modell bilden kognitive Schemata die Disposition für die Entwicklung sozialer Ängste (Bohn & Stangier, 2009). Die Störung wird also durch „eine erhöhte Selbstaufmerksamkeit und Verarbeitung des Selbst als soziales Objekt, rückwirkende und antizipatorische Umwertung einer sozialen Situation sowie Sicherheitsverhalten" (Bohn & Stangier, 2009, S. 153) aufrechterhalten. Dadurch werden die Symptome nicht im Laufe der Zeit durch Habituation geschwächt, sondern bleiben oftmals bestehen (Bohn & Stangier, 2009., S. 153). Clark & Wells (1995) arbeiteten drei zentrale Aspekte der Aufrechterhaltung sozialer Phobien heraus:
(1) Emotionale Beweisführung: Betroffene setzen ihr „subjektives Gefühl der Angst mit ängstlichem Aussehen gleich, das von jedem wahrgenommen werden kann" (Bohn & Stangier, 2009, S.153).
(2) Sicherheitsverhalten: Die von vielen Personen mit sozialer Phobie eingesetzte Strategie dient dem Verhindern der vermeintlich bevorstehenden Blamage oder Katastrophe. Das Nichteintreten dieser Katastrophe wird aber nicht als Beweis dafür wahrgenommen, dass die Situation nicht so schlimm stattgefunden hat, wie Betroffene glauben, sondern wird mit der Anwendung des Sicherheitsverhaltens begründet (Bohn & Stangier, 2009).
(3) Fehlerhafte Prozesse in der Informationsverarbeitung: Schon vor dem Eintreten sozialer Interaktionen malen Sozialphobiker sich aus, wie schrecklich diese

Situation für sie sein könnte. Auch bei der nachträglichen Betrachtung beurteilen sie die Situation durchaus negativer, als sie eigentlich stattgefunden hat und festigen und steigern so die eigene Angst (Bohn & Stangier, 2009).

Die untenstehende Abbildung verdeutlicht das kognitive Modell der sozialen Phobie nach Clark & Wells (1995) noch einmal anhand aufgezeigter Zusammenhänge.

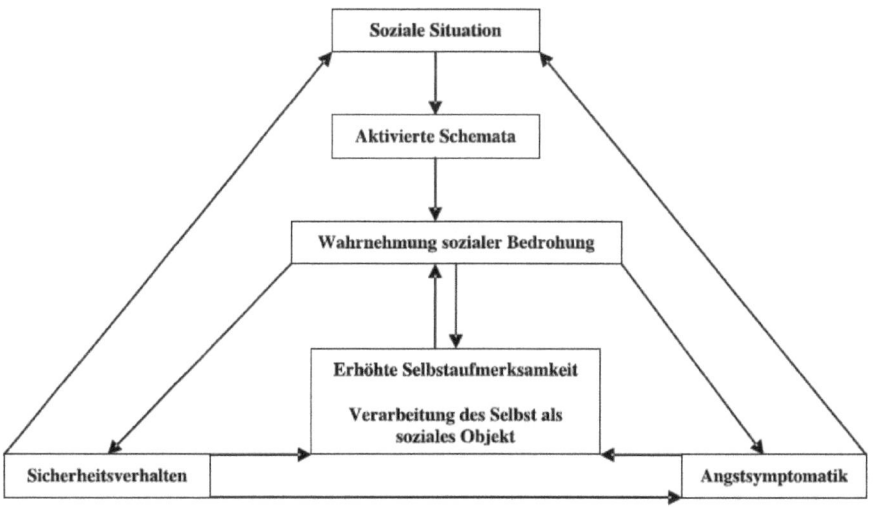

Abbildung 1: Das kognitive Modell der sozialen Phobie nach Clark & Wells (1995)
(Quelle: Bohn & Stangier, 2009, S. 153)

3.3 – Mögliche Auswirkungen von sozialen Phobien bei Kindern und Jugendlichen

Soziale Phobien können bei Kindern und Jugendlichen weitreichende Folgen nach sich ziehen.

Besonders präsent sind Schüchternheit und sozialer Rückzug als bestehende Verhaltensauffälligkeiten, die sich im Zuge einer sozialen Phobie festigen (Newman

Kingery et al., 2010). Wenn sich Angsterfahrungen in sozialen Situationen und folgendes Vermeidungsverhalten zu einer sozialen Phobie entwickeln, bestärkt diese den sozialen Rückzug und das Vermeidungsverhalten der Kinder und Jugendlichen (Newman Kingery et al., 2010). Dieses durch klinisch relevante soziale Ängste ausgelöste Vermeidungsverhalten wird häufig von den Eltern der betroffenen Kinder und Jugendlichen unterstützt. Hier entsteht eine Art Teufelskreis. Die Unterstützung der Verhaltensweisen führt zu einer Stärkung des Vermeidungsverhaltens, welches wiederum die Entwicklung einer sozialen Phobie begünstigt und sich durch diese festigen kann (Mineka & Zinbarg, 2006).

Soziale Kompetenzen von Kindern und Jugendlichen leiden in vielen Fällen erheblich unter den Auswirkungen einer sozialen Phobie.

So führen beispielweise Newman Kingery et al. (2010) an, dass Kinder und Jugendliche mit sozialen Phobien aufgrund des Mangels an Erfahrungen in sozialen Situationen, der mit dem verstärkten Vermeidungsverhalten dieser Situationen einhergeht, kaum oder nur schwierig soziale Kompetenzen erlernen können. Dies wiederum zieht weniger erfolgreiche soziale Interaktionen in Peer-Beziehungen nach sich, schwächt das Selbstbewusstsein und schürt Angst, in sozialen Situationen zu versagen (Schuch, 2009). Newman Kingery, Erdly, Marshall, Whitaker & Reuter (2010) erwähnen zudem, dass Kinder und Jugendliche mit großer sozialer Angst Defizite in der sozialen Kompetenz aufweisen und niedrige Erwartungen an ihr eigenes Auftreten in sozialen Situationen haben.

Betroffene Jugendliche berichten außerdem, weniger beliebt in Peer-Groups zu sein, weniger Freunde zu haben als Andere und sich von den Anderen nicht gemocht zu fühlen (Newman Kingery et al., 2010). Außerdem bewerten sie ihr eigenes Auftreten in sozialen Situationen schlechter (Newman Kingery et al., 2010).

Newman Kingery et al. (2010) halten es für möglich, dass betroffene Jugendliche weniger enge Freundschaften führen als solche, die nicht betroffen sind. Aus der mangelnden sozialen Kompetenz der Jugendlichen resultiert ein höheres Risiko für negative soziale Erfahrungen und negative Erwartungen in Bezug auf die eigene Peer-Interaktion (Newman Kingery et al., 2010).

4 – Peer-Viktimisierung und soziale Phobien bei Kindern und Jugendlichen

Im folgenden Teil dieser Arbeit werden die Begriffe „Peer-Viktimisierung" und „Soziale Phobie" zusammengeführt und der gegenseitige Einfluss der Elemente aufeinander wird näher betrachtet.

4.1 – Soziale Phobie als Prädiktor für Peer-Viktimisierung bei Kindern und Jugendlichen

Wie bereits im bisherigen Verlauf der Arbeit angedeutet, bringen soziale Phobien häufig deutliche Defizite in der sozialen Kompetenz von Kindern und Jugendlichen mit sich. Dempsey & Storch (2008) nehmen an, dass die mindere Fähigkeit zur Bildung sozialer Beziehungen, die in Situationen wiederholter Viktimisierung helfen können, auch als Folge einer sozialen Phobie ausgebildet werden und hier als Prädiktor für zusätzliche Viktimisierung und einen schlechteren Umgang innerhalb der Peer-Group gelten kann (Dempsey & Storch, 2008). Auch Newman Kingery et al. bestätigen diese Annahme. Größere Angst vor sozialen Situationen führt zu weniger Akzeptanz durch Gleichaltrige. Sie führen allerdings an, dass unklar sei, ob Kinder und Jugendliche mit sozialen Phobien lediglich von Gleichaltrigen vernachlässigt oder von den anderen Kindern und Jugendlichen aktiv zurückgewiesen werden.

Schuch (2009) beschreibt die Entwicklung von Peer-Viktimisierung bei sozial ängstlichen Kindern von der Kindergartenzeit bin hin zum Erwachsenenalter.

Bereits im Kindergarten spielen betroffene Kinder meist allein und lassen nicht zu, dass andere Kinder sich zu ihnen gesellen. Daraus folgt bald eine „einsame Isolation" (Schuch, 2009, S. 549), die Kinder werden kaum mehr von Gleichaltrigen beachtet und weitgehend ignoriert.

Mit Schulbeginn werden soziale Kompetenzen und Gruppenzugehörigkeiten für Kinder noch einmal bedeutsamer. Die Peer-Groups ängstlicher Kinder verlieren das Interesse an ihnen, beziehen sie kaum mehr mit ein und grenzen sie letztendlich aus (Schuch, 2009).

Mit später auftretenden Ängsten vor Bewertungen durch andere nimmt das Vermei-dungsverhalten betroffener Kinder und Jugendlicher weiter zu, womit auch eine stär-kere Isolation und Ausgrenzung von der Peer-Group einhergeht. Damit verbundene Peer-Aggressionen gegenüber den Betroffenen werden von diesen einfach hinge-nommen, sie wehren sich nicht, lassen sich zum Opfer machen und verstärken so die Viktimisierung weiter (Schuch, 2009).

4.2 – Soziale Phobie als Folge von Peer-Viktimisierung bei Kindern und Jugendli-chen

Der Zusammenhang belastender Erfahrungen innerhalb von Peer-Groups und der Entwicklung sozialer Phobien ist gut belegt (Newman Kingery et al., 2010). Laut Newman Kingery, Erdly, Marshall, Whitaker & Reuter (2010) gilt sowohl offene als auch verdeckte Peer-Viktimisierung als Prädiktor für die Vermeidung sozialer Situati-onen und kann demnach eine entscheidende Rolle für die Begünstigung sozialer Pho-bien spielen. Sie führen besonders die verdeckte und relationale Viktimisierung, die Ausgrenzung und Schädigung der Beziehungen Betroffener, als einen der stärksten Prädiktoren für soziale Phobien an (La Greca & Harrison, 2005, zitiert nach Newman Kingery et al., 2010).

Auch durch Dempsey & Storch (2008) wird die Annahme bekräftigt, dass der Zusam-menhang zwischen relationaler Viktimisierung durch Gleichaltrige und Depressionen und sozialen Ängsten in zahlreichen Studien bestätigt werde. Belastende Interaktio-nen betroffener Kinder und Jugendlicher mit der Peer-Group wirken erschwerend auf die Entwicklung sozialer Kompetenzen und begünstigen die Entwicklung sozialer Phobien (Schuch, 2009).

Eine Studie zur Erfassung des Zusammenhangs von Kindesmisshandlung, Peer-Vik-timisierung und psychopathologischen Verhaltensauffälligkeiten von Kindern und Ju-gendlichen, durchgeführt von Iffland, Sansen und Neuner (2012), zeigt einen Zusam-menhang von Peer-Viktimisierung und sozialen Phobien. Die Autor*innen führen besonders indirekte Formen von Peer-Viktimisierung als Prädiktor für die Entwicklung sozialer Phobien und einen starken Zusammenhang von mangelnden Peer-Beziehungen beziehungsweise Ablehnung durch Gleichaltrige und sozialen Phobien an. Auf Basis ihrer Studie sehen sie indirekte Viktimisierung von Kindern und Jugendlichen als Hauptprädiktor für soziale Phobien an (Iffland et al., 2012).

Angst, und damit auch soziale Angst, ist im Rahmen der Konditionierung erlernbar (Lange, 2020). Macht ein Kind dauerhaft negative Erfahrungen in sozialen Situationen, wird es also beispielsweise dauerhaft von Gleichaltrigen beleidigt, geärgert, ausgeschlossen und sabotiert, so beginnt es irgendwann, jegliche soziale Situationen mit diesen Erfahrungen in Verbindung zu bringen. So entsteht eine Angst vor sozialen Situationen, die Angstreaktionen wie beispielsweise Vermeidungsverhalten in entsprechenden Situationen mit sich bringt. Die Angstreaktionen führen häufig zu weiteren ungünstigen Erfahrungen in sozialen Situationen und so festigt sich die Angst der betroffenen Kinder im Laufe der Zeit. Im Rahmen der Konditionierung kann Peer-Viktimisierung also auch einen starken Prädiktor für die Entwicklung einer sozialen Phobie darstellen.

5 – Schlussbetrachtung und Fazit

Die bisher behandelten Aspekte zeigen, dass ein Zusammenhang zwischen sozialen Phobien und Peer-Viktimisierung bei Kindern und Jugendlichen bestehen kann. Deutlich wird allerdings auch, dass Peer-Viktimisierung sowohl Prädiktor für als auch Folge von sozialen Phobien sein kann und umgekehrt. Beide Aspekte beeinflussen sich also gegenseitig.

In dieser Beeinflussung findet sich eine Art Kreislauf. Dies wird in der bereits angeführten Erklärung der Entwicklung sozialer Beziehungen sozial phobischer Kinder von Schuch (2009) deutlich. Ein sozial unsicheres Kind wird von Gleichaltrigen schneller abgelehnt, zieht sie sich dadurch weiter zurück, macht mit höherer Wahrscheinlichkeit negative soziale Erfahrungen und entwickelt mit höherer Wahrscheinlichkeit eine so ziale Phobie als Kinder, die nicht von sozialer Unsicherheit, folgender Peer-Viktimisierung und negativen sozialen Erfahrungen betroffen sind. Soziale Phobien wiederum bringen mangelnde soziale Kompetenzen mit sich, was das Risiko für Viktimisierung durch Gleichaltrige erhöht. So beeinflussen sich beide Faktoren weiterhin gegenseitig und halten sich nicht nur aufrecht, sondern werden sogar noch verstärkt.

Obwohl der Zusammenhang beider Faktoren teilweise gut belegt ist, tritt eine gegenseitige Beeinflussung nicht zwingend ein. Nicht alle Kinder, die regelmäßig Peer-Viktimisierung erfahren, entwickeln auch eine soziale Phobie. Entsprechend erfahren auch nicht alle Kinder, die unter einer sozialen Phobie leiden, Peer-Viktimisierungen. Soziale Phobien entstehen aus einer Kombination aus ungünstigen Lernerfahrungen und traumatischen Erfahrungen (Mineka & Zinbarg, 2006). Dauerhafte Peer-Viktimisierung kann sowohl eine solche ungünstige Lernerfahrung als auch eine traumatische Erfahrung darstellen. Die bedeutet aber nicht zwingend, dass eine solche Erfahrung eine soziale Phobie auslösen muss, ebenso wenig muss Peer-Viktimisierung als Auslöser für die Entstehung einer sozialen Phobie vorhanden sein.

Viele Studien setzen sich mit körperlicher und sexueller Gewalt und deren Auswirkungen auf die psychische Gesundheit von Kindern und Jugendlichen auseinander. Hier wird häufig die Entwicklung einer sozialen Phobie als eine dieser Auswirkungen genannt. Wichtig ist aber meiner Meinung nach auch, die indirekten Formen der Viktimisierung zu beachten. Indirekte und relationale Peer-Viktimisierung wie die Ausgrenzung eines Kindes durch Gleichaltrige oder das Sabotieren von Beziehungen zu Gleichaltrigen stellen, besonders für Kinder, äußerst ungünstige Lernerfahrungen dar. Ein Grund dafür ist insbesondere die mangelnde Offensichtlichkeit dieser Form von Peer-Viktimisierung. Erfahrungen von körperlicher Gewalt fallen schneller auf als solche, die keine sichtbaren Wunden mit sich bringen. Dies begünstigt die Dauerhaftigkeit solcher Erfahrungen, wodurch diese einen starken Lerneffekt mit sich bringen und ermöglicht so die Konditionierung der betroffenen Kinder bis zu dem Punkt, an dem sie ihre Angst auf jegliche sozialen Situationen generalisieren.

Dieser Zusammenhang zeigt sich auch in der Studie „Zusammenhang von Mobbing, internalisierenden Verhaltensproblemen und Inanspruchnahme von psychiatrischer

und psychotherapeutischer Behandlung in der deutschen Allgemeinbevölkerung"
(Brown, Plener, Brähler, & Fegert, 2019). Hier wird deutlich, dass 2,47% der Stich-
probe, die Mobbing in der Schule erfahren haben, im Erwachsenenalter unter Angstsymptomen leiden. Die weiterführende Erfahrung von Mobbing am Arbeitsplatz verstärkt die Wahrscheinlichkeit weiter. So leiden laut Brown et al. 7.95% der befragten
Personen, die Mobbing in der Schule und am Arbeitsplatz erfahren haben, im Erwachsenenalter unter Angstsymptomen.

Abschließen lässt sich sagen, dass ein Zusammenhang von Peer-Viktimisierungen
und sozialen Phobien durchaus möglich ist. Beide Faktoren stehen in wechselseitiger
Beziehung, sie können also sowohl Prädiktor füreinander als auch Folge voneinander
sein. Dennoch ist es wichtig, zu erwähnen, dass beide Faktoren auch unabhängig
voneinander auftreten können und ein Zusammenhang also nicht zwingend bestehen
muss.

Literaturverzeichnis

American Psychiatric Association (2013). Diagnostic an Statistic Manual of Mental Disorders (DSM-5).

Beißert, H., Gutzwiller-Helfenfinger, E. (2019). Soziale Ausgrenzung und Mobbing. Gemeinsamkeiten und Unterschiede bei Mädchen und Jungen. *The In-Mind, 10.*

Bohn, C., Stangier, U. (2009). Soziale Phobie - Diagnostik, Ätiologie und Behandlung. *Zeitschrift für Psychiatrie, Psychologie und Psychotherapie, 57, 149-159.*

Brown, R.C., Plener, P., Brähler, E., Fegert, J.M. (2019). Zusammenhang von Mobbing, internalisierenden Verhaltensproblemen und Inanspruchnahme von psychiatrischer und psychotherapeutischer Behandlung in der deutschen Allgemeinbevölkerung. *Nervenheilkunde, 38(01), 10-16.*

Demspey, A.G., Storch, E.A. (2008). Relational victimization: The Association between recalled adolescent social experiences ans emotional adjustment in early adulthood. *Psychology in Schools, 45 (4), 310-322.*

Iffland, B., Sansen, L.M., Catani, C., Neuner, F. (2012). Emotional but not physical maltreatment is independently related to psychopatholgy in subjects with various degrees of social anxiety: a web-based internet survey. *BioMed Central Psychiatry, 12 (49).*

Lange, S. (14.05.2020). Symptomatik Soziale Phobien. Verfügbar unter: https://moodle.tu-dortmund.de/pluginfile.php/1225065/mod_resource/content/1/Teil%202%20-%20Symptomatik%20Sozialer%20Phobien%20%28ohne%20Video%29.pdf, zuletzt aufgerufen am 28.06.2020.

Lange, S. (18.06.2020). Expositionsverfahren. Verfügbar unter: https://moodle.tu-dortmund.de/pluginfile.php/1254087/mod_resource/content/4/Pr%C3%A4sentation%20Teil%201%20-%20Angst%20aus%20lerntheoretischer%20Perspektive%20%28PDF%3B%20ohne%20Video%29.pdf, zuletzt aufgerufen am 28.06.2020.

Mineka, S., & Zinbarg, R. (2006). A contemporary learning theory perspective on the etiology of anxiety disorders: It's not what you thought it was. *American Psychologist, 61*(1), 10–26.

Newman Kingery, J., Erdly, C.A., Marshall, K.C., Whitaker, K.G., Reuter, T.R. (2010). Peer Experiences of Anxious and Socially Wthdrawn Youth: An Integrative Review of the Developmental an Clinical Literature. Spinger Science + Business Media.

Schuch, B., (2009). Soziale Ängste im Kindes- und Jugendalter. *Psychiatria Danubina, 21 (4), 549-554.*

Stangier, U., Heidenreich, T., Peitz, M. (2003). Soziale Phobien – Ein kognitiv-verhaltenstherapeutisches Behandlungsmanual. In Hautzinger, M. (Hrsg.), *Materialien für die klinische Praxis* (2. Korrigierte und erweiterte Auflage) Weinheim: Beltz PVU.

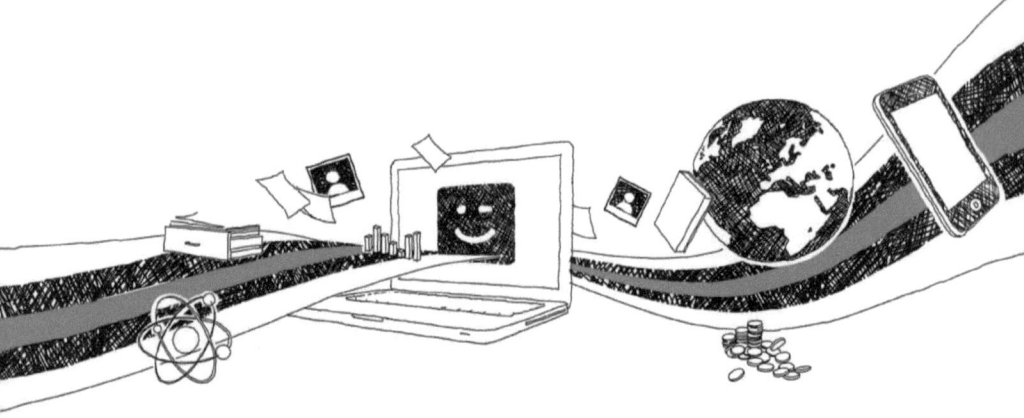
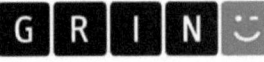